land

I0000432

T4
18

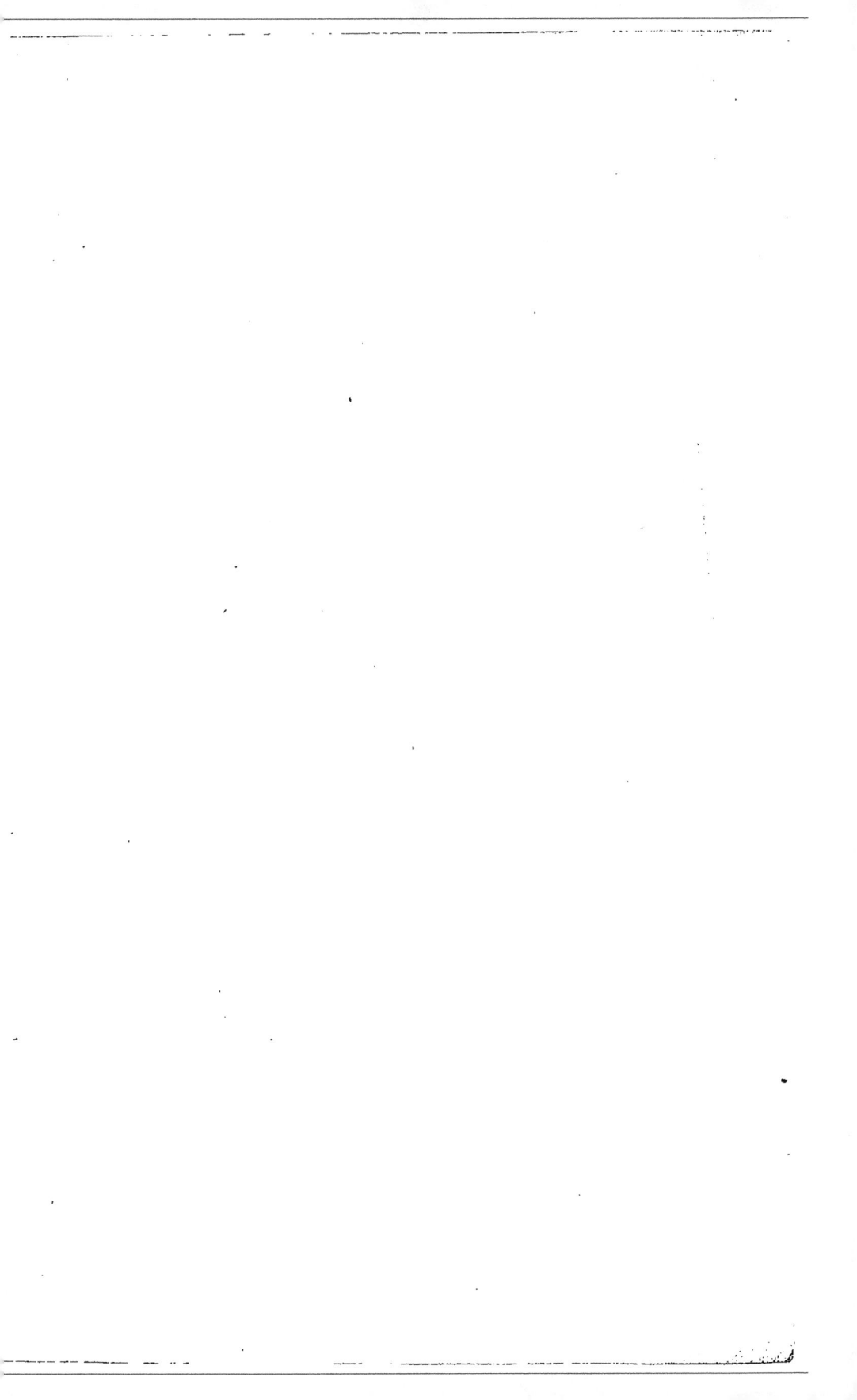

T. 4 18.

NOTICE

SUR QUELQUES SUPERSTITIONS

ET CÉRÉMONIES

EN USAGE CHEZ LES ANCIENS,

DANS L'ART DE GUÉRIR,

Lue à la Séance publique de la Société académique de Médecine de Marseille, le 28 mai 1820;

Par M. Marc-Antoine ALLEMAND, Docteur en Chirurgie, Membre et Archiviste de ladite Société, Membre titulaire des Dispensaires, Membre et Secrétaire du Comité médical et du Bureau des Consultations et Vaccinations gratuites, et ancien Chirurgien de première classe aux Armées françaises.

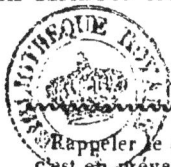

Rappeler le danger des préjugés des Anciens, c'est en prévenir l'influence chez les Modernes.

A MARSEILLE,

De l'imprimerie de Joseph-François ACHARD, boulevart du Musée.

1820.

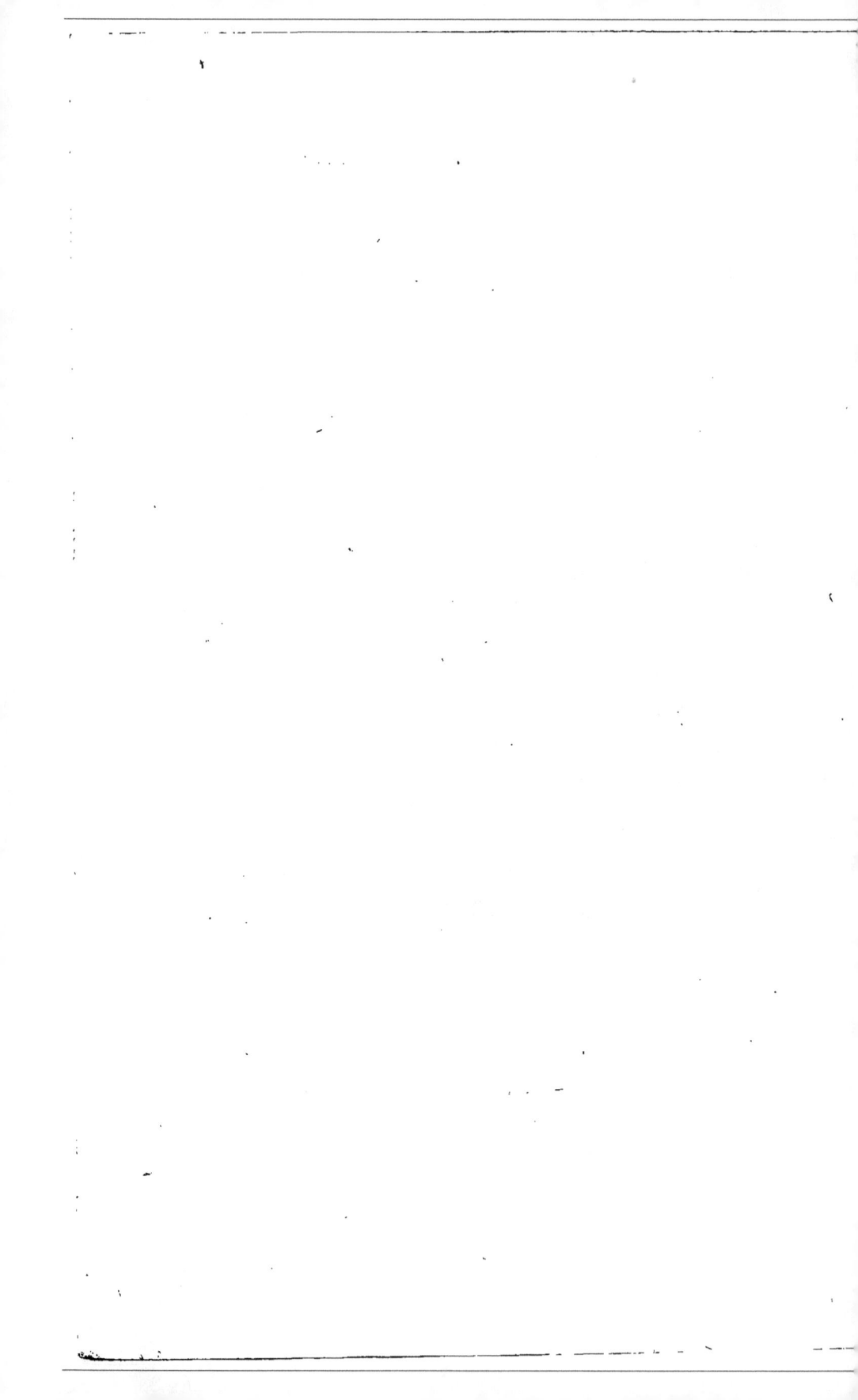

NOTICE

Sur quelques Superstitions et Cérémonies en usage chez les Anciens, dans l'art de guérir.

~~~~~~~~~~~~

MESSIEURS,

L'HOMME vivant en société, et soumis à l'influence d'une infinité de causes qui peuvent altérer sa santé, a dû naturellement employer son industrie à se garantir, ou bien à soulager les maux auxquels la fragilité de son organisation l'expose : de là, sans contredit, l'art de guérir a dû prendre naissance.

Mais l'homme se laissant maîtriser souvent par des passions qui lui sont même nuisibles, ne peut être maître de lui-même que jusqu'à un certain point : ses facultés morales ne sont point passives comme l'ont supposé certains philosophes de nos jours; il se laisse gouverner et diriger par sa propre volonté. Si une idée l'occupe fortement, toutes les autres conceptions viennent s'y briser, en sorte que celle-là seule existe sur laquelle son attention se fixe et se concentre; si cet état se soutient, il est tout entier dans ses réflexions; alors l'imagination acquiert une activité plus grande, et elle s'égare d'autant plus aisément que les impressions extérieures, source de toute vérité, ne peuvent plus l'avertir des écarts dans lesquels il va être plongé.

Les anciens, qui n'avaient qu'une connaissance très-superficielle de la structure du corps humain, ne pouvaient connaître avec précision quel changement les êtres qui nous environnent peuvent y causer; la cause de cette ignorance provenait de ce qu'ils avaient un grand respect pour les cadavres, et une répugnance invincible pour les dissections humaines. De là s'ensuivit que les hommes, qui se destinaient à soulager leurs semblables, se livraient à des préjugés et à des superstitions les plus grossières, en sorte qu'une maladie, qui aurait été guérie par l'opération la plus légère, était regardée, parmi eux, comme incurable.

Aussi, les superstitions et les préjugés, dans ces siècles de ténèbres, servirent merveilleusement les différens fourbes, aux succès de leurs vastes et souvent audacieuses entreprises; il paraît même que ces deux moteurs furent alors une arme bien puissante, enfin, un prisme enchanteur avec lequel on fascinait les yeux de la multitude. Les auxiliaires les plus constans furent sans doute l'ignorance, la crédulité, la pusillanimité, et souvent les ombres de la nuit.

Alors la crainte, l'inquiétude et l'effroi exagéraient tout. Aussi, fallait-il se délivrer d'une maladie un peu grave, pour cela, on évoquait les âmes des morts après avoir consulté des oracles, et c'est sans doute dans ces tems reculés que les orphiques donnèrent naissance aux évocations et à mille autres pratiques mystérieuses et bizarres; qu'on eut recours à la magie et même à l'astrologie, lesquelles enchaînèrent tellement l'imagination de l'homme, qu'on ne s'étonne point, dit Pline, si leur influence a eu tant d'empire sur les peuples.

Chez certains peuples de l'antiquité, personne n'avait le droit de pratiquer la médecine, aussi étaient-ils dans l'habitude d'exposer les malades dans des places publiques; là, les passans étaient obligés de s'informer de leur état, et de leur indiquer les remèdes qu'ils croyaient propres à combattre les maladies; parmi ces remèdes, ceux que la Divinité leur offrait en songe étaient administrés avec infiniment de confiance.

Socrate, grand philosophe de l'antiquité, et même Constantius, empereur, avaient conçu l'idée d'extirper les superstitions dans lesquelles l'humanité était alors plongée; mais ce premier ayant annoncé, à ce sujet, des vérités un peu trop hardies, fut condamné, par les Athéniens, à avaler la ciguë.

Il a donc fallu abandonner les peuples à leur impulsion vers tout ce qui paraissait étonnant et miraculeux ; aussi, les jongleurs d'alors (et même ceux d'aujourd'hui) avaient bien senti cette vérité, ils n'avaient recours à toutes leurs supercheries que parce qu'ils étaient persuadés que le vrai seul n'était pas capable d'attirer la confiance des peuples.

Ces personnages ne traitaient les malades que par des enchantemens et des applications sympathiques ; on les voyait tantôt se mettre à genoux devant eux, invoquant la divinité par des mots et des signes les plus bizarres ; tantôt se lever, faire deux ou trois tours autour des malades, et enfin, faire des grimaces et des contorsions les plus extraordinaires ; aussi s'en trouvait-il, parmi eux, qui jouissaient d'une grande réputation : tel est, par exemple, celui que l'oracle indique à Phéron, fils de Sésostris et son successeur au trône d'Égypte : on rapporte que ce prince, follement irrité de la crue excessive du Nil, décocha contre ce fleuve une flèche ; cette action était considérée comme un crime énorme aux yeux du peuple, qui avait un grand respect pour ce fleuve. Peu de tems après, ce prince fut affecté d'une forte ophthalmie, qui le priva pour un tems de la vue, et quoique produite par une cause assez naturelle dans ces climats, on ne manqua pas de faire accroire que cette maladie était un châtiment des Dieux, mais qu'elle ne durerait pas long-tems. A-peu-près à l'époque de sa guérison, l'oracle de la ville de Bœtes publia que le tems de la vengeance était expiré, et que le prince allait recouvrer la vue ; mais pour cela, il fallait qu'il se lavât les yeux avec de l'urine d'une femme dont la fidélité conjugale aurait été intacte. Le prince débuta par celle de sa femme, mais inutilement ; il en éprouva un grand nombre d'autres, et sans plus de succès. Enfin, il n'y eut que celle de la femme de son jardinier qui le délivra complètement de son ophthalmie. Aussi, le prince, en reconnaissance de ce bienfait, en fit son épouse légitime, et fit brûler, dit-on, toutes les autres dans une place publique, sans épargner même la sienne.

Les rois de Judée cultivaient la médecine, et on dit que Salomon se distingua par dessus les autres, mais ses ouvrages étaient tellement remplis de préjugés qu'Ezéchias les fit supprimer ; on cite aussi Nechepsus et Petosiris en Egypte, lesquels écrivirent sur la magie, l'astrologie et la médecine ; à cette même époque Iachen fit un ouvrage sur les amulettes et les enchantemens ;

enfin il s'y rendît si célèbre qu'on lui éleva un tombeau et un temple magnifique.

Ce fut vers le tems du siége de Troie que la médecine parut faire quelque progrès. A cette époque, le berger Mélampe découvrit les vertus de l'ellebore noir ; ce berger, ayant observé que les chèvres de son troupeau qui broutaient de cette plante étaient purgées, fit prendre de leur lait aux filles du roi Prætus, qui se croyaient changées en vaches, et elles furent guéries de cette manie.

Parmi les divinités payennes, quoique Diane eût découvert les propriétés de l'arthémise, Pallas celles de la matricaire et Cibelle quelques remèdes contre les maladies des enfans, aucune n'avait acquis cependant autant de célébrité que Circé ; celle-ci avait la réputation de rajeunir les vieillards, ayant découvert le secret de teindre les cheveux blancs en noir.

La musique n'était pas alors oubliée, on l'employait lorsqu'il s'agissait d'exalter l'imagination , de se rendre maître de l'esprit des malades et de les faire entrer dans l'enthousiasme. Au sujet de la musique, on rapporte qu'Ulysse ayant été mordu par un sanglier, on eut recours à la musique pour arrêter le sang qui coulait de la playe.

Les Egyptiens nous ont laissé des traces évidentes sur l'art de guérir et de leurs superstitions ;

ils avaient composé une espèce de code qu'ils nommaient livre sacré, auquel les guérisseurs de ces contrées étaient obligés de se conformer sous peine d'être condamnés comme homicides; mais il contenait dit-on tant de puérilités, qu'il décelait bien l'ignorance dans laquelle on était alors plongé. On persuadait aux malades des agens imaginaires, et auxquels on attribuait des pouvoirs surnaturels; on séduisait par de prétendus oracles les esprits simples; il n'y avait pas de fourberies ou d'impostures, auxquelles ces soi-disant médecins n'eussent recours pour faire illusion à des malheureux dont la confiance était portée à l'excès. Il y avait également des statues qui, disait-on, prédisaient l'avenir, et qui, lorsqu'on en approchait, avaient le pouvoir de donner des maladies qu'on n'avait pas, ou bien de guérir celles dont on était affecté.

Chez les Grecs, quoique les arts et les sciences y fussent cultivés avec distinction, on ne fut point exempt de tous ces égaremens de l'imagination; aussi, était-il question de guérir quelqu'un de la rage, on employait pour cela des mots qui dit-on dérivent des enfers, tels que *pax max adinax*; si quelque membre était démis, rien n'était plus efficace que ces termes, *araries, dardaries, denatas.* Caton le censeur

*

traitait les luxations des jambes par des paroles et la musique, et on dit qu'on est encore en usage en Grèce, comme du tems de Théocrite, pour empêcher la mauvaise influence des vieilles femmes sur les enfans, de leur cracher trois fois dans le sein.

Dans ces mêmes contrées, on possédait des anneaux auxquels on attribuait des vertus extraordinaires, et qu'on décorait du beau nom d'anneaux magiques ou talismaniques ; les différentes matières qui entraient dans leur composition déterminaient leurs propriétés ; ceux dans la composition desquels il entrait du sulfate de chaux étaient propres à guérir de la dissenterie ; du verre d'antimoine pour purger, et de l'ongle du pied d'un âne contre l'épilepsie. Enfin, de nos jours, il existe encore des hommes qui vendent au peuple toujours crédule des bagues pour guérir de la goutte, et nos dames d'aujourd'hui, ne seraient pas peu surprises si, elles savaient que leurs pendans d'oreille, n'ont été dit-on originairement inventés, chez les Syriennes, que pour porter des talismans, afin de les garantir de toutes les ruses des démons qui cornent aux oreilles tant de méchantes pensées.

D'après Sprengel, on traçait sur des tablettes les cures qu'on obtenait, ou bien, on faisait graver dans les temples les noms des malades qu'ils avaient guéris, et à ce sujet il rapporte des exemples.

Un certain Cnïus dit-il était aveugle, l'oracle lui annonça qu'il devait se rendre à l'autel, y faire ses prières, puis traverser le temple de gauche à droite, poser les cinq doigts sur l'autel , lever la main, et la placer sur ses yeux. Il recouvra dit-on la vue dans l'instant, en présence et aux acclamations d'un peuple immense.

Un autre, selon le même auteur, était un soldat aveugle, il fut consulter l'oracle, celui-ci lui ordonne de mêler du sang d'un coq blanc avec du miel , et de s'en frotter les yeux pendant trois jours. Après cette époque il recouvra également la vue, et vint aussi remercier le Dieu devant tout le peuple.

Selon Théophraste Auréole, pour être bon médecin, il suffisait d'aller trouver de vieilles sorcières , d'être en relation avec les démons, de consulter les partisans de la nécromancie , tous dit-il montreront qu'on enlève les maux par des enchantemens, moi-même continue Théophraste, j'ai reçu des lettres de Galien datées des enfers, et j'ai disputé avec Avicene dans l'anti-chambre de Pluton. Enfin cet auteur avait l'imagination tellement égarée, qu'il croyait aux

* *

influences célestes sur les amulettes , les tilsems , et autres extravagances semblables.

Et combien de préjugés et de superstitions , l'art de guérir n'a-t-il pas éprouvé jusqu'à nous ? Et en effet, dans ces siècles reculés, on exposait tantôt les malades dans des îles abandonnées , et tantôt sur des rochers escarpés ; d'autres fois , dans des cavernes entourées d'antiques forêts et d'un accès difficile ; dans de vieux châteaux qui ne servaient plus que de repaire à des êtres que la lumière intimide et épouvante , et enfin dans des grottes profondes. Là , leur obscurité inspirait une espèce d'horreur favorable au but qu'on se proposait de remplir : parmi ces antres, il en existait un fameux à Nisa près de Rhodes , où , lorsque les malades y étaient plongés , le jeune et l'abstinence étaient les seuls remèdes qu'on mettait en usage ; s'ils guérissaient , c'était par l'influence salutaire du lieu dans lequel ils étaient comme ensevelis , tandis que la persuasion et le jeune pouvaient bien avoir opéré toutes ces merveilles.

Au sujet de la persuasion , il est des exemples extrêmement bizarres sur l'influence qu'elle peut exercer sur certains malades. Helwig , rapporte qu'un médecin ayant donné une ordonnance par écrit à un paysan pour le purger , en disant prenez cela ; ce bon homme revenu à sa maison, se met au lit, avale le papier, croit être purgé, et retourne chez le docteur lui dire que la médecine avait très-bien opéré, et qu'il se trouvait parfaitement rétabli.

D'autres fois, on avait recours à une cérémonie qu'on nommait incubation, elle consistait à placer les malades dans le temple de quelque divinité, et d'y répandre des parfums agréables ; dans ce moment, on faisait accroire que c'était l'arrivée du Dieu qui parfumait et qui remplissait tout par sa présence : on lui faisait également des invocations suivies quelquefois par des bruits les plus lugubres et des mouvemens tout-à-fait extraordinaires, et enfin, toujours pour le même objet, les autels fumaient de sacrifices expiatoires par des holocaustes qu'on offrait à la divinité.

Il a existé de même des fontaines qui étaient des objets de culte pour le traitement des maladies : si les eaux avaient recelé quelque principe minéral elles auraient pu jouir de quelque propriété ; mais la plupart n'étaient que des eaux claires et limpides. On en cite une entr'autre près le temple d'Amphiaraüs, dont les eaux ne servaient, ni aux ablutions, ni aux sacrifices ; mais seulement à recevoir des pièces d'or ou d'argent de la part de ces victimes de la crédulité, que les prétendus guérisseurs ne manquaient jamais de ramasser en payement de leurs bons offices.

Les romains possédaient aussi de ces fontaines miraculeuses. L'oracle de Gérion, près Padoue, en avait une dont les eaux donnaient la parole aux muets, et guérissaient beaucoup d'autres maladies.

Il y en avait aussi une dans la campagne de Cicéron qui servait à fortifier la vue; il en existait une autre dans l'île d'Enée qui guérissait les calculeux; celle de Thibus était très-utile aux blessés, et la fontaine de Linus, dans l'Arcadie, donnait de la force à la matrice, rendait les femmes fécondes, et s'opposait à l'avortement.

Mais à part toute superstition, on ne peut disconvenir que l'eau ne joue un grand rôle dans le traitement des maladies, et qu'elle n'ait été, sans contredit, le premier remède que l'instinct et la nature aient offert à l'homme. Il est certain que, dans l'enfance du monde, il ne dut y avoir presque d'autres remèdes, et on cite même encore aujourd'hui des peuples qui ne connaissent, pour ainsi dire, que cette médecine, et dont la crédulité et la ruse de leurs jongleurs ont fini par leur persuader tout ce qui peut favoriser leurs desseins.

Au reste, on sait que Patrocle, au siége de Troie, après avoir retiré le dard à son ami Euri-

pyle, lava tout simplement la plaie avec de l'eau.
Le prophète Elisée prescrivit à Naaman, général
de l'armée de Syrie, l'eau du Jourdain comme le
meilleur remède à ses maux.

Les attouchemens étaient encore des moyens
employés pour la guérison de certaines maladies.
Pyrrhus, roi des Épirotes, au rapport de Pline
et de Plutarque, avait le don de guérir les maladies de la rate, en pressant cette région avec le
pied droit. Un aveugle de naissance recouvra,
dit-on, la vue par un attouchement de l'empereur
Adrien. Edouard III, roi d'Angleterre, dissipait
les écrouelles en les touchant avec la main ; il
possédait aussi un anneau qui enlevait le mal
caduc.

On rapporte également que quelques anciens
princes de la maison de Hapsbourg, guérissaient
la même maladie, en donnant aux malades un
verre de vin à boire de leur propre main; enfin,
selon Dion Cassius, l'empereur Adrien guérit un
hydropique à l'aide des charmes ; d'après Franc,
la main d'un mort, appliquée sur des écrouelles,
les fait disparaître, et aujourd'hui même il est
encore en usage, chez les bonnes femmes, que,
pour faire résoudre l'engorgement des amigdales,
il suffit de faire presser fortement par quelqu'un,
avec le pouce, le poignet du malade.

A certaines époques, on a cru que les émanations de quelques substances pouvaient agir sym-
pathiquement contre les maladies, et même à
de très-grandes distances. Au rapport de Maxwell,
Santanelly et Paracelse, des objets même dégoû-
tans pouvaient opérer à un très-grand éloigne-
ment et en l'absence du malade : on croyait que
ces émanations retournaient vers le corps d'où
elles provenaient. Digbi mettait de la poudre de
sympathie sur la chemise ensanglantée d'un homme
blessé, et celui-ci, fut-il à cent lieues d'éloigne-
ment, devait, dans l'instant, voir ses plaies se
fermer et se cicatriser ; mais pour obtenir cependant ce succès, il fallait, selon lui, avoir une
foi entière au remède.

Mais, Messieurs, ne remontons pas si loin,
parcourons rapidement si, à des époques plus ré-
centes et même de nos jours, il n'a pas existé des
personnages qui aient su en imposer et par leur
effronterie et par leurs mensonges ; ici, la raison
vraiment s'afflige, en reconnaissant qu'à des tems
qui ne datent pas de bien loin, à une époque enfin où elle paraissait avoir établi solidement son
empire, elle n'ait pas été exempte des excès
dans tous les genres.

Et, en effet, que de jongleries et de persécu-
tions n'a-t-on pas exercées à l'égard des appelans

au tombeau de Saint-Médard : là , le fanatisme le plus ardent embrasait leurs cerveaux , des prédictions de toutes les couleurs annonçaient que Dieu lui-même allait prendre leur défense; que le jour du Seigneur approchait, et que le prophète Elie allait revenir. Il s'ensuivit de là que les esprits , exaltés par tous ces beaux récits qu'on répandait et ces guérisons extraordinaires qu'on opérait , disait-on, au saint tombeau , y accouraient en foule, pour recevoir certains secours qui ont paru si extraordinaires , que l'esprit humain semble se refuser à toute vérité.

Ces secours étaient, à ce qu'on rapporte , des coups énormes de bûches , de barres de fer, de pierres, de pieux , que ces misérables demandaient en soupirant, en gémissant , et avec un contentement proportionné à la violence avec laquelle on les appliquait.

Et ce qui est encore plus extraordinaire, était ce qu'on nommait l'exercice du caillou ou du chenet, qui pesaient , dit-on, l'un et l'autre, au-delà de vingt livres, et avec lesquels on déchargeait des coups sur le sein, sur la poitrine des malades , et avec une telle violence , que l'édifice en était comme ébranlé; c'était alors que les malades (qui étaient presque tous du sexe) s'écriaient : Oh ! que cela est bien ! que cela me

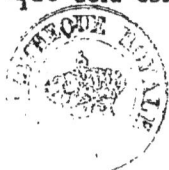

soulage! Courage, redoublez de force, nul autre
secours ne peut autant soulager mes maux.

On a encore observé que ces malades portaient
tous des noms ridicules, tels que celui de la
Nisette, l'Invincible, l'Imbécille, l'Aboyeuse; et,
en effet, il s'en trouvait qui singeaient tantôt les
chiens, tantôt les chats, *etc.*, d'autres qui croyaient
prophétiser, qui disaient la messe, et enfin, ce
qui n'est pas moins étonnant, c'est que tant
d'ineptie, fruit d'un bouleversement total de la
raison, ne faisait que raffermir leurs partisans
dans l'opinion où ils étaient, que toutes ces pratiques extravagantes devaient les délivrer de leurs
maladies.

Tous ces phénomènes, dont il est fait mention
dans l'historique de cette époque, semblent se rat-
tacher au magnétisme animal auquel, de nos jours,
on a attribué des effets vraiment surnaturels. Mais
quelle croyance doit-on leur accorder, et quelle
idée doit-on s'en former, indépendamment des
conséquences à en déduire? J'avoue qu'une pareille
question est assez délicate à traiter, surtout dans
un moment où des faits qui ont quelque rapport
avec ceux qui ont eu lieu à cette époque, viennent naguère de frapper l'imagination du physi-
cien observateur, mais qu'il ne m'appartient point,

dans cette notice, d'en approfondir ni les causes, ni les effets.

Il y a fort peu de tems qu'un célèbre danseur de la capitale se fit une violente entorse; à ce bruit, un homme de l'art, se disant très-instruit , perce la foule, demande, avec une sorte d'autorité, à guérir sur-le-champ le malade, qu'il n'a besoin pour cela que des mots et des attouchemens; il se déchausse aussitôt, place son pied nud en croix sur celui du malade, et prononce avec une sorte de gravité ces mots : *Entité, sur entité, per entité*, et dit au malade vous êtes guéri. Oh! s'écria le danseur, je souffre plus qu'auparavant; c'est très-malheureux, réplique le soi-disant docteur , car cette pratique m'a toujours réussi; il recommence sans plus de succès; Il y revient une troisième fois, et finalement il fut forcé de se retirer sans avoir soulagé son malade, et en présence d'une foule de spectateurs, témoins de son audace.

On raconte qu'en Livonie, on traite certains convulsionnaires, en prononçant les paroles suivantes : Deux yeux t'ont regardé, puissent trois autres jeter un regard favorable sur toi : et l'on termine par des signes de croix.

Enfin, tout récemment, le soi-disant Saint de Peyrolles ne nous présente-t-il pas des faits qui

ont quelque rapport avec ceux que je viens de
rapporter ? N'a-t-on pas vu ce jongleur attirer dans
ce pays une grande affluence de peuple, dans
l'intention de recevoir du saint personnage quelque soulagement à leurs maux ? Il est vrai, Messieurs, que son règne n'a été qu'une bluète, car
à-peine s'est-elle montrée qu'elle s'est éteinte. Au
reste, notre estimable confrère Roubaud, témoin
oculaire des impostures du prétendu saint, lui a
rendu, dans un mémoire plein d'érudition et
de réflexions judicieuses, toute la justice qu'il
méritait.

Je termine ici, Messieurs, ces considérations,
dans lesquelles j'ai cherché à réunir en un en-
semble coordonné, tout ce qui concerne les préjugés et les superstitions qui, dans tous les tems,
ont, à ce qu'il paraît, subjugué les hommes, afin
de montrer que leur véritable source est le pouvoir de l'imagination, de l'erreur, de la cupidité
et du mensonge, et contre lesquelles rien ne
contribuerait peut-être davantage à préserver
l'esprit humain de tous ces fléaux de la société,
qu'en traçant un tableau exact et fidèle de toutes
les folies dont elle a été victime dans tous les
tems. Car ce serait mal connaître notre siècle, que
de penser que ces rêveries sont entièrement tom-
bées en dessuétude; non, Messieurs, tout ce qui

se rapporte aux intérêts les plus chers de la vie, la santé, la fortune, la crainte ou l'espoir de l'avenir tient au corps humain par des racines trop profondes pour en être arrachés complètement. Espérons cependant que le gouvernement paternel sous lequel nous avons le bonheur de vivre, fera disparaître, pour toujours, tout ce qui se montrera contraire au bonheur de son peuple.

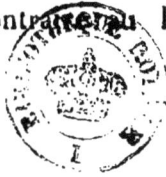

F I N.